BLOOD PRESSURE LOG

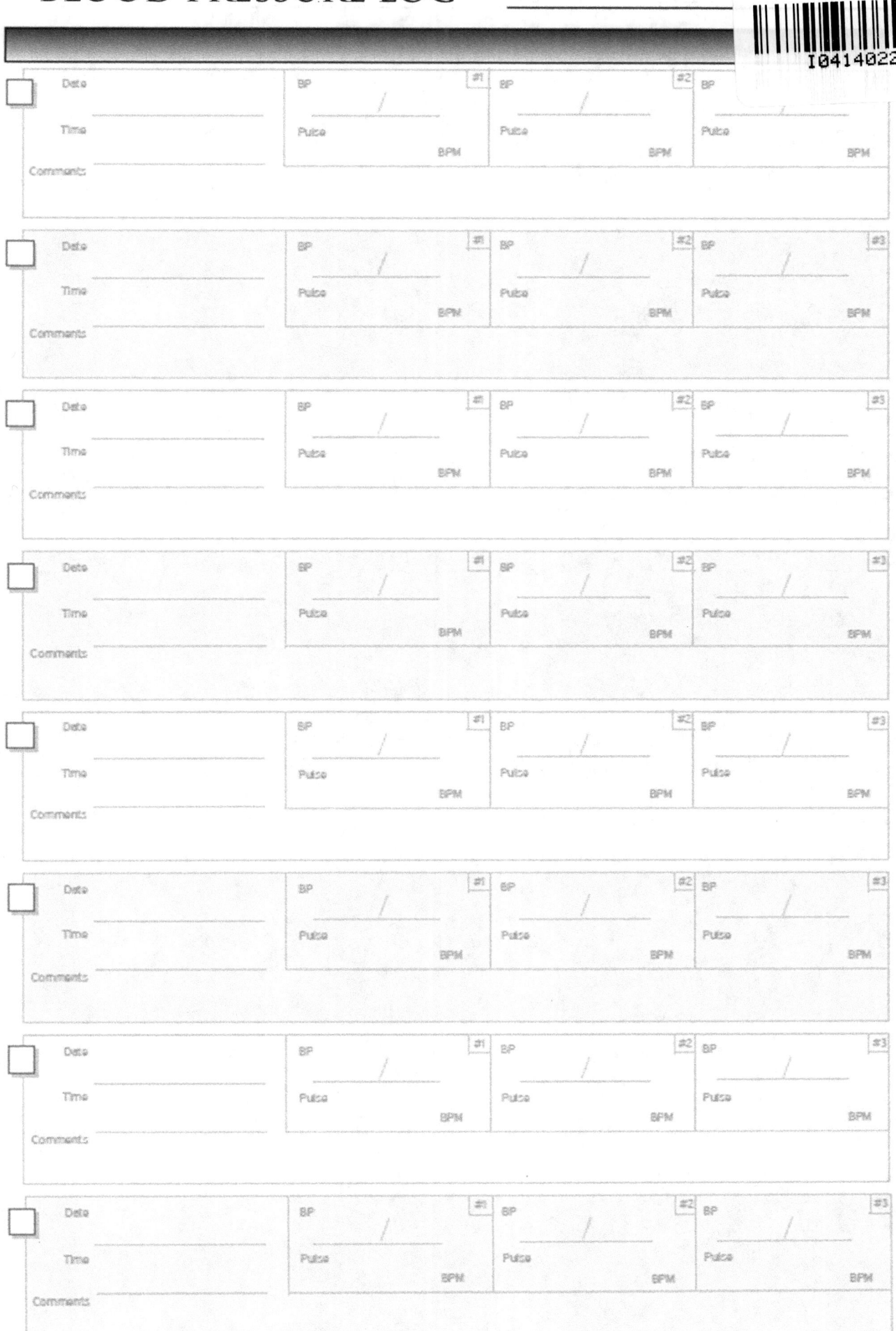

BLOOD PRESSURE LOG _____

☐	Date _____	BP ___/___ #1	BP ___/___ #2	BP ___/___ #3
	Time _____	Pulse _____ BPM	Pulse _____ BPM	Pulse _____ BPM
	Comments _____			

☐	Date _____	BP ___/___ #1	BP ___/___ #2	BP ___/___ #3
	Time _____	Pulse _____ BPM	Pulse _____ BPM	Pulse _____ BPM
	Comments _____			

☐	Date _____	BP ___/___ #1	BP ___/___ #2	BP ___/___ #3
	Time _____	Pulse _____ BPM	Pulse _____ BPM	Pulse _____ BPM
	Comments _____			

☐	Date _____	BP ___/___ #1	BP ___/___ #2	BP ___/___ #3
	Time _____	Pulse _____ BPM	Pulse _____ BPM	Pulse _____ BPM
	Comments _____			

☐	Date _____	BP ___/___ #1	BP ___/___ #2	BP ___/___ #3
	Time _____	Pulse _____ BPM	Pulse _____ BPM	Pulse _____ BPM
	Comments _____			

☐	Date _____	BP ___/___ #1	BP ___/___ #2	BP ___/___ #3
	Time _____	Pulse _____ BPM	Pulse _____ BPM	Pulse _____ BPM
	Comments _____			

☐	Date _____	BP ___/___ #1	BP ___/___ #2	BP ___/___ #3
	Time _____	Pulse _____ BPM	Pulse _____ BPM	Pulse _____ BPM
	Comments _____			

☐	Date _____	BP ___/___ #1	BP ___/___ #2	BP ___/___ #3
	Time _____	Pulse _____ BPM	Pulse _____ BPM	Pulse _____ BPM
	Comments _____			

BLOOD PRESSURE LOG   _____

	Date _____	BP _____ / _____ #1	BP _____ / _____ #2	BP _____ / _____ #3
☐	Time _____	Pulse _____ BPM	Pulse _____ BPM	Pulse _____ BPM
	Comments _____			

	Date _____	BP _____ / _____ #1	BP _____ / _____ #2	BP _____ / _____ #3
☐	Time _____	Pulse _____ BPM	Pulse _____ BPM	Pulse _____ BPM
	Comments _____			

	Date _____	BP _____ / _____ #1	BP _____ / _____ #2	BP _____ / _____ #3
☐	Time _____	Pulse _____ BPM	Pulse _____ BPM	Pulse _____ BPM
	Comments _____			

	Date _____	BP _____ / _____ #1	BP _____ / _____ #2	BP _____ / _____ #3
☐	Time _____	Pulse _____ BPM	Pulse _____ BPM	Pulse _____ BPM
	Comments _____			

	Date _____	BP _____ / _____ #1	BP _____ / _____ #2	BP _____ / _____ #3
☐	Time _____	Pulse _____ BPM	Pulse _____ BPM	Pulse _____ BPM
	Comments _____			

	Date _____	BP _____ / _____ #1	BP _____ / _____ #2	BP _____ / _____ #3
☐	Time _____	Pulse _____ BPM	Pulse _____ BPM	Pulse _____ BPM
	Comments _____			

	Date _____	BP _____ / _____ #1	BP _____ / _____ #2	BP _____ / _____ #3
☐	Time _____	Pulse _____ BPM	Pulse _____ BPM	Pulse _____ BPM
	Comments _____			

	Date _____	BP _____ / _____ #1	BP _____ / _____ #2	BP _____ / _____ #3
☐	Time _____	Pulse _____ BPM	Pulse _____ BPM	Pulse _____ BPM
	Comments _____			

BLOOD PRESSURE LOG _____

☐	Date _____	BP _____/_____ #1	BP _____/_____ #2	BP _____/_____ #3
	Time _____	Pulse _____ BPM	Pulse _____ BPM	Pulse _____ BPM
	Comments _____			

☐	Date _____	BP _____/_____ #1	BP _____/_____ #2	BP _____/_____ #3
	Time _____	Pulse _____ BPM	Pulse _____ BPM	Pulse _____ BPM
	Comments _____			

☐	Date _____	BP _____/_____ #1	BP _____/_____ #2	BP _____/_____ #3
	Time _____	Pulse _____ BPM	Pulse _____ BPM	Pulse _____ BPM
	Comments _____			

☐	Date _____	BP _____/_____ #1	BP _____/_____ #2	BP _____/_____ #3
	Time _____	Pulse _____ BPM	Pulse _____ BPM	Pulse _____ BPM
	Comments _____			

☐	Date _____	BP _____/_____ #1	BP _____/_____ #2	BP _____/_____ #3
	Time _____	Pulse _____ BPM	Pulse _____ BPM	Pulse _____ BPM
	Comments _____			

☐	Date _____	BP _____/_____ #1	BP _____/_____ #2	BP _____/_____ #3
	Time _____	Pulse _____ BPM	Pulse _____ BPM	Pulse _____ BPM
	Comments _____			

☐	Date _____	BP _____/_____ #1	BP _____/_____ #2	BP _____/_____ #3
	Time _____	Pulse _____ BPM	Pulse _____ BPM	Pulse _____ BPM
	Comments _____			

☐	Date _____	BP _____/_____ #1	BP _____/_____ #2	BP _____/_____ #3
	Time _____	Pulse _____ BPM	Pulse _____ BPM	Pulse _____ BPM
	Comments _____			

BLOOD PRESSURE LOG _____

	Date _____	BP _____/_____ #1	BP _____/_____ #2	BP _____/_____ #3
☐	Time _____	Pulse _____ BPM	Pulse _____ BPM	Pulse _____ BPM
	Comments _____			

	Date _____	BP _____/_____ #1	BP _____/_____ #2	BP _____/_____ #3
☐	Time _____	Pulse _____ BPM	Pulse _____ BPM	Pulse _____ BPM
	Comments _____			

	Date _____	BP _____/_____ #1	BP _____/_____ #2	BP _____/_____ #3
☐	Time _____	Pulse _____ BPM	Pulse _____ BPM	Pulse _____ BPM
	Comments _____			

	Date _____	BP _____/_____ #1	BP _____/_____ #2	BP _____/_____ #3
☐	Time _____	Pulse _____ BPM	Pulse _____ BPM	Pulse _____ BPM
	Comments _____			

	Date _____	BP _____/_____ #1	BP _____/_____ #2	BP _____/_____ #3
☐	Time _____	Pulse _____ BPM	Pulse _____ BPM	Pulse _____ BPM
	Comments _____			

	Date _____	BP _____/_____ #1	BP _____/_____ #2	BP _____/_____ #3
☐	Time _____	Pulse _____ BPM	Pulse _____ BPM	Pulse _____ BPM
	Comments _____			

	Date _____	BP _____/_____ #1	BP _____/_____ #2	BP _____/_____ #3
☐	Time _____	Pulse _____ BPM	Pulse _____ BPM	Pulse _____ BPM
	Comments _____			

	Date _____	BP _____/_____ #1	BP _____/_____ #2	BP _____/_____ #3
☐	Time _____	Pulse _____ BPM	Pulse _____ BPM	Pulse _____ BPM
	Comments _____			

BLOOD PRESSURE LOG _____

☐	Date _____ Time _____ Comments _____	BP _____ #1 Pulse _____ BPM	BP _____ #2 Pulse _____ BPM	BP _____ #3 Pulse _____ BPM
☐	Date _____ Time _____ Comments _____	BP _____ #1 Pulse _____ BPM	BP _____ #2 Pulse _____ BPM	BP _____ #3 Pulse _____ BPM
☐	Date _____ Time _____ Comments _____	BP _____ #1 Pulse _____ BPM	BP _____ #2 Pulse _____ BPM	BP _____ #3 Pulse _____ BPM
☐	Date _____ Time _____ Comments _____	BP _____ #1 Pulse _____ BPM	BP _____ #2 Pulse _____ BPM	BP _____ #3 Pulse _____ BPM
☐	Date _____ Time _____ Comments _____	BP _____ #1 Pulse _____ BPM	BP _____ #2 Pulse _____ BPM	BP _____ #3 Pulse _____ BPM
☐	Date _____ Time _____ Comments _____	BP _____ #1 Pulse _____ BPM	BP _____ #2 Pulse _____ BPM	BP _____ #3 Pulse _____ BPM
☐	Date _____ Time _____ Comments _____	BP _____ #1 Pulse _____ BPM	BP _____ #2 Pulse _____ BPM	BP _____ #3 Pulse _____ BPM
☐	Date _____ Time _____ Comments _____	BP _____ #3 Pulse _____ BPM	BP _____ #2 Pulse _____ BPM	BP _____ #3 Pulse _____ BPM

BLOOD PRESSURE LOG _____

Date	BP	#1	BP	#2	BP	#3
Time	Pulse		Pulse		Pulse	
Comments		BPM		BPM		BPM

Date	BP	#1	BP	#2	BP	#3
Time	Pulse		Pulse		Pulse	
Comments		BPM		BPM		BPM

Date	BP	#1	BP	#2	BP	#3
Time	Pulse		Pulse		Pulse	
Comments		BPM		BPM		BPM

Date	BP	#1	BP	#2	BP	#3
Time	Pulse		Pulse		Pulse	
Comments		BPM		BPM		BPM

Date	BP	#1	BP	#2	BP	#3
Time	Pulse		Pulse		Pulse	
Comments		BPM		BPM		BPM

Date	BP	#1	BP	#2	BP	#3
Time	Pulse		Pulse		Pulse	
Comments		BPM		BPM		BPM

Date	BP	#1	BP	#2	BP	#3
Time	Pulse		Pulse		Pulse	
Comments		BPM		BPM		BPM

Date	BP	#1	BP	#2	BP	#3
Time	Pulse		Pulse		Pulse	
Comments		BPM		BPM		BPM

BLOOD PRESSURE LOG

_____

	Date	BP	#1	BP	#2	BP	#3
☐	Time	Pulse	BPM	Pulse	BPM	Pulse	BPM
	Comments						

	Date	BP	#1	BP	#2	BP	#3
☐	Time	Pulse	BPM	Pulse	BPM	Pulse	BPM
	Comments						

	Date	BP	#1	BP	#2	BP	#3
☐	Time	Pulse	BPM	Pulse	BPM	Pulse	BPM
	Comments						

	Date	BP	#1	BP	#2	BP	#3
☐	Time	Pulse	BPM	Pulse	BPM	Pulse	BPM
	Comments						

	Date	BP	#1	BP	#2	BP	#3
☐	Time	Pulse	BPM	Pulse	BPM	Pulse	BPM
	Comments						

	Date	BP	#1	BP	#2	BP	#3
☐	Time	Pulse	BPM	Pulse	BPM	Pulse	BPM
	Comments						

	Date	BP	#1	BP	#2	BP	#3
☐	Time	Pulse	BPM	Pulse	BPM	Pulse	BPM
	Comments						

	Date	BP	#3	BP	#2	BP	#3
☐	Time	Pulse	BPM	Pulse	BPM	Pulse	BPM
	Comments						

BLOOD PRESSURE LOG _____

	Date	BP	#1	BP	#2	BP	#3
☐	Time	Pulse		Pulse		Pulse	
	Comments	BPM		BPM		BPM	

	Date	BP	#1	BP	#2	BP	#3
☐	Time	Pulse		Pulse		Pulse	
	Comments	BPM		BPM		BPM	

	Date	BP	#1	BP	#2	BP	#3
☐	Time	Pulse		Pulse		Pulse	
	Comments	BPM		BPM		BPM	

	Date	BP	#1	BP	#2	BP	#3
☐	Time	Pulse		Pulse		Pulse	
	Comments	BPM		BPM		BPM	

	Date	BP	#1	BP	#2	BP	#3
☐	Time	Pulse		Pulse		Pulse	
	Comments	BPM		BPM		BPM	

	Date	BP	#1	BP	#2	BP	#3
☐	Time	Pulse		Pulse		Pulse	
	Comments	BPM		BPM		BPM	

	Date	BP	#1	BP	#2	BP	#3
☐	Time	Pulse		Pulse		Pulse	
	Comments	BPM		BPM		BPM	

	Date	BP	#1	BP	#2	BP	#3
☐	Time	Pulse		Pulse		Pulse	
	Comments	BPM		BPM		BPM	

BLOOD PRESSURE LOG _____

☐	Date _____	BP /_____ #1	BP /_____ #2	BP /_____ #3
	Time _____	Pulse _____ BPM	Pulse _____ BPM	Pulse _____ BPM
	Comments _____			

☐	Date _____	BP /_____ #1	BP /_____ #2	BP /_____ #3
	Time _____	Pulse _____ BPM	Pulse _____ BPM	Pulse _____ BPM
	Comments _____			

☐	Date _____	BP /_____ #1	BP /_____ #2	BP /_____ #3
	Time _____	Pulse _____ BPM	Pulse _____ BPM	Pulse _____ BPM
	Comments _____			

☐	Date _____	BP /_____ #1	BP /_____ #2	BP /_____ #3
	Time _____	Pulse _____ BPM	Pulse _____ BPM	Pulse _____ BPM
	Comments _____			

☐	Date _____	BP /_____ #1	BP /_____ #2	BP /_____ #3
	Time _____	Pulse _____ BPM	Pulse _____ BPM	Pulse _____ BPM
	Comments _____			

☐	Date _____	BP /_____ #1	BP /_____ #2	BP /_____ #3
	Time _____	Pulse _____ BPM	Pulse _____ BPM	Pulse _____ BPM
	Comments _____			

☐	Date _____	BP /_____ #1	BP /_____ #2	BP /_____ #3
	Time _____	Pulse _____ BPM	Pulse _____ BPM	Pulse _____ BPM
	Comments _____			

☐	Date _____	BP /_____ #1	BP /_____ #2	BP /_____ #3
	Time _____	Pulse _____ BPM	Pulse _____ BPM	Pulse _____ BPM
	Comments _____			

BLOOD PRESSURE LOG _____

| □ | Date _____ Time _____ Comments _____ | BP _____/_____ #1 Pulse _____ BPM | BP _____/_____ #2 Pulse _____ BPM | BP _____/_____ #3 Pulse _____ BPM |

| □ | Date _____ Time _____ Comments _____ | BP _____/_____ #1 Pulse _____ BPM | BP _____/_____ #2 Pulse _____ BPM | BP _____/_____ #3 Pulse _____ BPM |

| □ | Date _____ Time _____ Comments _____ | BP _____/_____ #1 Pulse _____ BPM | BP _____/_____ #2 Pulse _____ BPM | BP _____/_____ #3 Pulse _____ BPM |

| □ | Date _____ Time _____ Comments _____ | BP _____/_____ #1 Pulse _____ BPM | BP _____/_____ #2 Pulse _____ BPM | BP _____/_____ #3 Pulse _____ BPM |

| □ | Date _____ Time _____ Comments _____ | BP _____/_____ #1 Pulse _____ BPM | BP _____/_____ #2 Pulse _____ BPM | BP _____/_____ #3 Pulse _____ BPM |

| □ | Date _____ Time _____ Comments _____ | BP _____/_____ #1 Pulse _____ BPM | BP _____/_____ #2 Pulse _____ BPM | BP _____/_____ #3 Pulse _____ BPM |

| □ | Date _____ Time _____ Comments _____ | BP _____/_____ #1 Pulse _____ BPM | BP _____/_____ #2 Pulse _____ BPM | BP _____/_____ #3 Pulse _____ BPM |

| □ | Date _____ Time _____ Comments _____ | BP _____/_____ #1 Pulse _____ BPM | BP _____/_____ #2 Pulse _____ BPM | BP _____/_____ #3 Pulse _____ BPM |

BLOOD PRESSURE LOG _____

Date _____ Time _____ Comments _____	BP _____ / Pulse _____ BPM #1	BP _____ / Pulse _____ BPM #2	BP _____ / Pulse _____ BPM #3
Date _____ Time _____ Comments _____	BP _____ / Pulse _____ BPM #1	BP _____ / Pulse _____ BPM #2	BP _____ / Pulse _____ BPM #3
Date _____ Time _____ Comments _____	BP _____ / Pulse _____ BPM #1	BP _____ / Pulse _____ BPM #2	BP _____ / Pulse _____ BPM #3
Date _____ Time _____ Comments _____	BP _____ / Pulse _____ BPM #1	BP _____ / Pulse _____ BPM #2	BP _____ / Pulse _____ BPM #3
Date _____ Time _____ Comments _____	BP _____ / Pulse _____ BPM #1	BP _____ / Pulse _____ BPM #2	BP _____ / Pulse _____ BPM #3
Date _____ Time _____ Comments _____	BP _____ / Pulse _____ BPM #1	BP _____ / Pulse _____ BPM #2	BP _____ / Pulse _____ BPM #3
Date _____ Time _____ Comments _____	BP _____ / Pulse _____ BPM #1	BP _____ / Pulse _____ BPM #2	BP _____ / Pulse _____ BPM #3
Date _____ Time _____ Comments _____	BP _____ / Pulse _____ BPM #1	BP _____ / Pulse _____ BPM #2	BP _____ / Pulse _____ BPM #3

BLOOD PRESSURE LOG _____

☐	Date _____ Time _____ Comments _____	BP _____/_____ #1 Pulse _____ BPM	BP _____/_____ #2 Pulse _____ BPM	BP _____/_____ #3 Pulse _____ BPM
☐	Date _____ Time _____ Comments _____	BP _____/_____ #1 Pulse _____ BPM	BP _____/_____ #2 Pulse _____ BPM	BP _____/_____ #3 Pulse _____ BPM
☐	Date _____ Time _____ Comments _____	BP _____/_____ #1 Pulse _____ BPM	BP _____/_____ #2 Pulse _____ BPM	BP _____/_____ #3 Pulse _____ BPM
☐	Date _____ Time _____ Comments _____	BP _____/_____ #1 Pulse _____ BPM	BP _____/_____ #2 Pulse _____ BPM	BP _____/_____ #3 Pulse _____ BPM
☐	Date _____ Time _____ Comments _____	BP _____/_____ #1 Pulse _____ BPM	BP _____/_____ #2 Pulse _____ BPM	BP _____/_____ #3 Pulse _____ BPM
☐	Date _____ Time _____ Comments _____	BP _____/_____ #1 Pulse _____ BPM	BP _____/_____ #2 Pulse _____ BPM	BP _____/_____ #3 Pulse _____ BPM
☐	Date _____ Time _____ Comments _____	BP _____/_____ #1 Pulse _____ BPM	BP _____/_____ #2 Pulse _____ BPM	BP _____/_____ #3 Pulse _____ BPM
☐	Date _____ Time _____ Comments _____	BP _____/_____ #1 Pulse _____ BPM	BP _____/_____ #2 Pulse _____ BPM	BP _____/_____ #3 Pulse _____ BPM

BLOOD PRESSURE LOG _____

	Date	BP	#1	BP	#2	BP	#3
☐	Time	Pulse _____ BPM		Pulse _____ BPM		Pulse _____ BPM	
	Comments						

	Date	BP	#1	BP	#2	BP	#3
☐	Time	Pulse _____ BPM		Pulse _____ BPM		Pulse _____ BPM	
	Comments						

	Date	BP	#1	BP	#2	BP	#3
☐	Time	Pulse _____ BPM		Pulse _____ BPM		Pulse _____ BPM	
	Comments						

	Date	BP	#1	BP	#2	BP	#3
☐	Time	Pulse _____ BPM		Pulse _____ BPM		Pulse _____ BPM	
	Comments						

	Date	BP	#1	BP	#2	BP	#3
☐	Time	Pulse _____ BPM		Pulse _____ BPM		Pulse _____ BPM	
	Comments						

	Date	BP	#1	BP	#2	BP	#3
☐	Time	Pulse _____ BPM		Pulse _____ BPM		Pulse _____ BPM	
	Comments						

	Date	BP	#1	BP	#2	BP	#3
☐	Time	Pulse _____ BPM		Pulse _____ BPM		Pulse _____ BPM	
	Comments						

	Date	BP	#1	BP	#2	BP	#3
☐	Time	Pulse _____ BPM		Pulse _____ BPM		Pulse _____ BPM	
	Comments						

BLOOD PRESSURE LOG _____

	Date _____	BP ____ /____ #1	BP ____ /____ #2	BP ____ /____ #3
☐	Time _____	Pulse _____ BPM	Pulse _____ BPM	Pulse _____ BPM
	Comments _____			

	Date _____	BP ____ /____ #1	BP ____ /____ #2	BP ____ /____ #3
☐	Time _____	Pulse _____ BPM	Pulse _____ BPM	Pulse _____ BPM
	Comments _____			

	Date _____	BP ____ /____ #1	BP ____ /____ #2	BP ____ /____ #3
☐	Time _____	Pulse _____ BPM	Pulse _____ BPM	Pulse _____ BPM
	Comments _____			

	Date _____	BP ____ /____ #1	BP ____ /____ #2	BP ____ /____ #3
☐	Time _____	Pulse _____ BPM	Pulse _____ BPM	Pulse _____ BPM
	Comments _____			

	Date _____	BP ____ /____ #1	BP ____ /____ #2	BP ____ /____ #3
☐	Time _____	Pulse _____ BPM	Pulse _____ BPM	Pulse _____ BPM
	Comments _____			

	Date _____	BP ____ /____ #1	BP ____ /____ #2	BP ____ /____ #3
☐	Time _____	Pulse _____ BPM	Pulse _____ BPM	Pulse _____ BPM
	Comments _____			

	Date _____	BP ____ /____ #1	BP ____ /____ #2	BP ____ /____ #3
☐	Time _____	Pulse _____ BPM	Pulse _____ BPM	Pulse _____ BPM
	Comments _____			

	Date _____	BP ____ /____ #1	BP ____ /____ #2	BP ____ /____ #3
☐	Time _____	Pulse _____ BPM	Pulse _____ BPM	Pulse _____ BPM
	Comments _____			

BLOOD PRESSURE LOG _____

	Date _____	BP ___/___ #1	BP ___/___ #2	BP ___/___ #3
	Time _____	Pulse _____ BPM	Pulse _____ BPM	Pulse _____ BPM
	Comments _____			

	Date _____	BP ___/___ #1	BP ___/___ #2	BP ___/___ #3
	Time _____	Pulse _____ BPM	Pulse _____ BPM	Pulse _____ BPM
	Comments _____			

	Date _____	BP ___/___ #1	BP ___/___ #2	BP ___/___ #3
	Time _____	Pulse _____ BPM	Pulse _____ BPM	Pulse _____ BPM
	Comments _____			

	Date _____	BP ___/___ #1	BP ___/___ #2	BP ___/___ #3
	Time _____	Pulse _____ BPM	Pulse _____ BPM	Pulse _____ BPM
	Comments _____			

	Date _____	BP ___/___ #1	BP ___/___ #2	BP ___/___ #3
	Time _____	Pulse _____ BPM	Pulse _____ BPM	Pulse _____ BPM
	Comments _____			

	Date _____	BP ___/___ #1	BP ___/___ #2	BP ___/___ #3
	Time _____	Pulse _____ BPM	Pulse _____ BPM	Pulse _____ BPM
	Comments _____			

	Date _____	BP ___/___ #1	BP ___/___ #2	BP ___/___ #3
	Time _____	Pulse _____ BPM	Pulse _____ BPM	Pulse _____ BPM
	Comments _____			

	Date _____	BP ___/___ #1	BP ___/___ #2	BP ___/___ #3
	Time _____	Pulse _____ BPM	Pulse _____ BPM	Pulse _____ BPM
	Comments _____			

BLOOD PRESSURE LOG _____

	Date	BP	#1	BP	#2	BP	#3
☐	Date _____	BP ____/____		BP ____/____		BP ____/____	
	Time _____	Pulse _____ BPM		Pulse _____ BPM		Pulse _____ BPM	
	Comments _____						

	Date	BP	#1	BP	#2	BP	#3
☐	Date _____	BP ____/____		BP ____/____		BP ____/____	
	Time _____	Pulse _____ BPM		Pulse _____ BPM		Pulse _____ BPM	
	Comments _____						

	Date	BP	#1	BP	#2	BP	#3
☐	Date _____	BP ____/____		BP ____/____		BP ____/____	
	Time _____	Pulse _____ BPM		Pulse _____ BPM		Pulse _____ BPM	
	Comments _____						

	Date	BP	#1	BP	#2	BP	#3
☐	Date _____	BP ____/____		BP ____/____		BP ____/____	
	Time _____	Pulse _____ BPM		Pulse _____ BPM		Pulse _____ BPM	
	Comments _____						

	Date	BP	#1	BP	#2	BP	#3
☐	Date _____	BP ____/____		BP ____/____		BP ____/____	
	Time _____	Pulse _____ BPM		Pulse _____ BPM		Pulse _____ BPM	
	Comments _____						

	Date	BP	#1	BP	#2	BP	#3
☐	Date _____	BP ____/____		BP ____/____		BP ____/____	
	Time _____	Pulse _____ BPM		Pulse _____ BPM		Pulse _____ BPM	
	Comments _____						

	Date	BP	#1	BP	#2	BP	#3
☐	Date _____	BP ____/____		BP ____/____		BP ____/____	
	Time _____	Pulse _____ BPM		Pulse _____ BPM		Pulse _____ BPM	
	Comments _____						

	Date	BP	#1	BP	#2	BP	#3
☐	Date _____	BP ____/____		BP ____/____		BP ____/____	
	Time _____	Pulse _____ BPM		Pulse _____ BPM		Pulse _____ BPM	
	Comments _____						

BLOOD PRESSURE LOG _____

	Date _____	BP ___/___ #1	BP ___/___ #2	BP ___/___ #3
☐	Time _____	Pulse _____ BPM	Pulse _____ BPM	Pulse _____ BPM
	Comments _____			

	Date _____	BP ___/___ #1	BP ___/___ #2	BP ___/___ #3
☐	Time _____	Pulse _____ BPM	Pulse _____ BPM	Pulse _____ BPM
	Comments _____			

	Date _____	BP ___/___ #1	BP ___/___ #2	BP ___/___ #3
☐	Time _____	Pulse _____ BPM	Pulse _____ BPM	Pulse _____ BPM
	Comments _____			

	Date _____	BP ___/___ #1	BP ___/___ #2	BP ___/___ #3
☐	Time _____	Pulse _____ BPM	Pulse _____ BPM	Pulse _____ BPM
	Comments _____			

	Date _____	BP ___/___ #1	BP ___/___ #2	BP ___/___ #3
☐	Time _____	Pulse _____ BPM	Pulse _____ BPM	Pulse _____ BPM
	Comments _____			

	Date _____	BP ___/___ #1	BP ___/___ #2	BP ___/___ #3
☐	Time _____	Pulse _____ BPM	Pulse _____ BPM	Pulse _____ BPM
	Comments _____			

	Date _____	BP ___/___ #1	BP ___/___ #2	BP ___/___ #3
☐	Time _____	Pulse _____ BPM	Pulse _____ BPM	Pulse _____ BPM
	Comments _____			

	Date _____	BP ___/___ #1	BP ___/___ #2	BP ___/___ #3
☐	Time _____	Pulse _____ BPM	Pulse _____ BPM	Pulse _____ BPM
	Comments _____			

BLOOD PRESSURE LOG _____

	Date _____	BP ____ / ____ #1	BP ____ / ____ #2	BP ____ / ____ #3
	Time _____	Pulse _____ BPM	Pulse _____ BPM	Pulse _____ BPM
	Comments _____			

	Date _____	BP ____ / ____ #1	BP ____ / ____ #2	BP ____ / ____ #3
	Time _____	Pulse _____ BPM	Pulse _____ BPM	Pulse _____ BPM
	Comments _____			

	Date _____	BP ____ / ____ #1	BP ____ / ____ #2	BP ____ / ____ #3
	Time _____	Pulse _____ BPM	Pulse _____ BPM	Pulse _____ BPM
	Comments _____			

	Date _____	BP ____ / ____ #1	BP ____ / ____ #2	BP ____ / ____ #3
	Time _____	Pulse _____ BPM	Pulse _____ BPM	Pulse _____ BPM
	Comments _____			

	Date _____	BP ____ / ____ #1	BP ____ / ____ #2	BP ____ / ____ #3
	Time _____	Pulse _____ BPM	Pulse _____ BPM	Pulse _____ BPM
	Comments _____			

	Date _____	BP ____ / ____ #1	BP ____ / ____ #2	BP ____ / ____ #3
	Time _____	Pulse _____ BPM	Pulse _____ BPM	Pulse _____ BPM
	Comments _____			

	Date _____	BP ____ / ____ #1	BP ____ / ____ #2	BP ____ / ____ #3
	Time _____	Pulse _____ BPM	Pulse _____ BPM	Pulse _____ BPM
	Comments _____			

	Date _____	BP ____ / ____ #1	BP ____ / ____ #2	BP ____ / ____ #3
	Time _____	Pulse _____ BPM	Pulse _____ BPM	Pulse _____ BPM
	Comments _____			

BLOOD PRESSURE LOG _____

| ☐ | Date _____ Time _____ Comments _____ | BP #1 ___/___ Pulse _____ BPM | BP #2 ___/___ Pulse _____ BPM | BP #3 ___/___ Pulse _____ BPM |

| ☐ | Date _____ Time _____ Comments _____ | BP #1 ___/___ Pulse _____ BPM | BP #2 ___/___ Pulse _____ BPM | BP #3 ___/___ Pulse _____ BPM |

| ☐ | Date _____ Time _____ Comments _____ | BP #1 ___/___ Pulse _____ BPM | BP #2 ___/___ Pulse _____ BPM | BP #3 ___/___ Pulse _____ BPM |

| ☐ | Date _____ Time _____ Comments _____ | BP #1 ___/___ Pulse _____ BPM | BP #2 ___/___ Pulse _____ BPM | BP #3 ___/___ Pulse _____ BPM |

| ☐ | Date _____ Time _____ Comments _____ | BP #1 ___/___ Pulse _____ BPM | BP #2 ___/___ Pulse _____ BPM | BP #3 ___/___ Pulse _____ BPM |

| ☐ | Date _____ Time _____ Comments _____ | BP #1 ___/___ Pulse _____ BPM | BP #2 ___/___ Pulse _____ BPM | BP #3 ___/___ Pulse _____ BPM |

| ☐ | Date _____ Time _____ Comments _____ | BP #1 ___/___ Pulse _____ BPM | BP #2 ___/___ Pulse _____ BPM | BP #3 ___/___ Pulse _____ BPM |

| ☐ | Date _____ Time _____ Comments _____ | BP #1 ___/___ Pulse _____ BPM | BP #2 ___/___ Pulse _____ BPM | BP #3 ___/___ Pulse _____ BPM |

BLOOD PRESSURE LOG _____

	Date	BP	#1	BP	#2	BP	#3
☐	Time	Pulse	BPM	Pulse	BPM	Pulse	BPM
	Comments						

	Date	BP	#1	BP	#2	BP	#3
☐	Time	Pulse	BPM	Pulse	BPM	Pulse	BPM
	Comments						

	Date	BP	#1	BP	#2	BP	#3
☐	Time	Pulse	BPM	Pulse	BPM	Pulse	BPM
	Comments						

	Date	BP	#1	BP	#2	BP	#3
☐	Time	Pulse	BPM	Pulse	BPM	Pulse	BPM
	Comments						

	Date	BP	#1	BP	#2	BP	#3
☐	Time	Pulse	BPM	Pulse	BPM	Pulse	BPM
	Comments						

	Date	BP	#1	BP	#2	BP	#3
☐	Time	Pulse	BPM	Pulse	BPM	Pulse	BPM
	Comments						

	Date	BP	#1	BP	#2	BP	#3
☐	Time	Pulse	BPM	Pulse	BPM	Pulse	BPM
	Comments						

	Date	BP	#1	BP	#2	BP	#3
☐	Time	Pulse	BPM	Pulse	BPM	Pulse	BPM
	Comments						

BLOOD PRESSURE LOG _____

☐ | Date _____ | BP ___/___ #1 | BP ___/___ #2 | BP ___/___ #3
| Time _____ | Pulse ___ BPM | Pulse ___ BPM | Pulse ___ BPM
| Comments _____ | | |

☐ | Date _____ | BP ___/___ #1 | BP ___/___ #2 | BP ___/___ #3
| Time _____ | Pulse ___ BPM | Pulse ___ BPM | Pulse ___ BPM
| Comments _____ | | |

☐ | Date _____ | BP ___/___ #1 | BP ___/___ #2 | BP ___/___ #3
| Time _____ | Pulse ___ BPM | Pulse ___ BPM | Pulse ___ BPM
| Comments _____ | | |

☐ | Date _____ | BP ___/___ #1 | BP ___/___ #2 | BP ___/___ #3
| Time _____ | Pulse ___ BPM | Pulse ___ BPM | Pulse ___ BPM
| Comments _____ | | |

☐ | Date _____ | BP ___/___ #1 | BP ___/___ #2 | BP ___/___ #3
| Time _____ | Pulse ___ BPM | Pulse ___ BPM | Pulse ___ BPM
| Comments _____ | | |

☐ | Date _____ | BP ___/___ #1 | BP ___/___ #2 | BP ___/___ #3
| Time _____ | Pulse ___ BPM | Pulse ___ BPM | Pulse ___ BPM
| Comments _____ | | |

☐ | Date _____ | BP ___/___ #1 | BP ___/___ #2 | BP ___/___ #3
| Time _____ | Pulse ___ BPM | Pulse ___ BPM | Pulse ___ BPM
| Comments _____ | | |

☐ | Date _____ | BP ___/___ #1 | BP ___/___ #2 | BP ___/___ #3
| Time _____ | Pulse ___ BPM | Pulse ___ BPM | Pulse ___ BPM
| Comments _____ | | |

BLOOD PRESSURE LOG _____

☐ | Date _____ | BP _____ / _____ #1 | BP _____ / _____ #2 | BP _____ / _____ #3
Time _____ | Pulse _____ | Pulse _____ | Pulse _____
| | BPM | BPM | BPM
Comments _____

☐ | Date _____ | BP _____ / _____ #1 | BP _____ / _____ #2 | BP _____ / _____ #3
Time _____ | Pulse _____ | Pulse _____ | Pulse _____
| | BPM | BPM | BPM
Comments _____

☐ | Date _____ | BP _____ / _____ #1 | BP _____ / _____ #2 | BP _____ / _____ #3
Time _____ | Pulse _____ | Pulse _____ | Pulse _____
| | BPM | BPM | BPM
Comments _____

☐ | Date _____ | BP _____ / _____ #1 | BP _____ / _____ #2 | BP _____ / _____ #3
Time _____ | Pulse _____ | Pulse _____ | Pulse _____
| | BPM | BPM | BPM
Comments _____

☐ | Date _____ | BP _____ / _____ #1 | BP _____ / _____ #2 | BP _____ / _____ #3
Time _____ | Pulse _____ | Pulse _____ | Pulse _____
| | BPM | BPM | BPM
Comments _____

☐ | Date _____ | BP _____ / _____ #1 | BP _____ / _____ #2 | BP _____ / _____ #3
Time _____ | Pulse _____ | Pulse _____ | Pulse _____
| | BPM | BPM | BPM
Comments _____

☐ | Date _____ | BP _____ / _____ #1 | BP _____ / _____ #2 | BP _____ / _____ #3
Time _____ | Pulse _____ | Pulse _____ | Pulse _____
| | BPM | BPM | BPM
Comments _____

☐ | Date _____ | BP _____ / _____ #1 | BP _____ / _____ #2 | BP _____ / _____ #3
Time _____ | Pulse _____ | Pulse _____ | Pulse _____
| | BPM | BPM | BPM
Comments _____

BLOOD PRESSURE LOG _____

☐	Date _____	BP _____ /___ #1	BP _____ /___ #2	BP _____ /___ #3
	Time _____	Pulse _____ BPM	Pulse _____ BPM	Pulse _____ BPM
	Comments _____			

☐	Date _____	BP _____ /___ #1	BP _____ /___ #2	BP _____ /___ #3
	Time _____	Pulse _____ BPM	Pulse _____ BPM	Pulse _____ BPM
	Comments _____			

☐	Date _____	BP _____ /___ #1	BP _____ /___ #2	BP _____ /___ #3
	Time _____	Pulse _____ BPM	Pulse _____ BPM	Pulse _____ BPM
	Comments _____			

☐	Date _____	BP _____ /___ #1	BP _____ /___ #2	BP _____ /___ #3
	Time _____	Pulse _____ BPM	Pulse _____ BPM	Pulse _____ BPM
	Comments _____			

☐	Date _____	BP _____ /___ #1	BP _____ /___ #2	BP _____ /___ #3
	Time _____	Pulse _____ BPM	Pulse _____ BPM	Pulse _____ BPM
	Comments _____			

☐	Date _____	BP _____ /___ #1	BP _____ /___ #2	BP _____ /___ #3
	Time _____	Pulse _____ BPM	Pulse _____ BPM	Pulse _____ BPM
	Comments _____			

☐	Date _____	BP _____ /___ #1	BP _____ /___ #2	BP _____ /___ #3
	Time _____	Pulse _____ BPM	Pulse _____ BPM	Pulse _____ BPM
	Comments _____			

☐	Date _____	BP _____ /___ #1	BP _____ /___ #2	BP _____ /___ #3
	Time _____	Pulse _____ BPM	Pulse _____ BPM	Pulse _____ BPM
	Comments _____			

BLOOD PRESSURE LOG   _____

☐	Date _____	BP #1 _____/_____	BP #2 _____/_____	BP #3 _____/_____
	Time _____	Pulse _____ BPM	Pulse _____ BPM	Pulse _____ BPM
	Comments _____			

☐	Date _____	BP #1 _____/_____	BP #2 _____/_____	BP #3 _____/_____
	Time _____	Pulse _____ BPM	Pulse _____ BPM	Pulse _____ BPM
	Comments _____			

☐	Date _____	BP #1 _____/_____	BP #2 _____/_____	BP #3 _____/_____
	Time _____	Pulse _____ BPM	Pulse _____ BPM	Pulse _____ BPM
	Comments _____			

☐	Date _____	BP #1 _____/_____	BP #2 _____/_____	BP #3 _____/_____
	Time _____	Pulse _____ BPM	Pulse _____ BPM	Pulse _____ BPM
	Comments _____			

☐	Date _____	BP #1 _____/_____	BP #2 _____/_____	BP #3 _____/_____
	Time _____	Pulse _____ BPM	Pulse _____ BPM	Pulse _____ BPM
	Comments _____			

☐	Date _____	BP #1 _____/_____	BP #2 _____/_____	BP #3 _____/_____
	Time _____	Pulse _____ BPM	Pulse _____ BPM	Pulse _____ BPM
	Comments _____			

☐	Date _____	BP #1 _____/_____	BP #2 _____/_____	BP #3 _____/_____
	Time _____	Pulse _____ BPM	Pulse _____ BPM	Pulse _____ BPM
	Comments _____			

☐	Date _____	BP #1 _____/_____	BP #2 _____/_____	BP #3 _____/_____
	Time _____	Pulse _____ BPM	Pulse _____ BPM	Pulse _____ BPM
	Comments _____			

BLOOD PRESSURE LOG _____

☐	Date	BP	#1	BP	#2	BP	#3
	Time	Pulse		Pulse		Pulse	
			BPM		BPM		BPM
	Comments						

☐	Date	BP	#1	BP	#2	BP	#3
	Time	Pulse		Pulse		Pulse	
			BPM		BPM		BPM
	Comments						

☐	Date	BP	#1	BP	#2	BP	#3
	Time	Pulse		Pulse		Pulse	
			BPM		BPM		BPM
	Comments						

☐	Date	BP	#1	BP	#2	BP	#3
	Time	Pulse		Pulse		Pulse	
			BPM		BPM		BPM
	Comments						

☐	Date	BP	#1	BP	#2	BP	#3
	Time	Pulse		Pulse		Pulse	
			BPM		BPM		BPM
	Comments						

☐	Date	BP	#1	BP	#2	BP	#3
	Time	Pulse		Pulse		Pulse	
			BPM		BPM		BPM
	Comments						

☐	Date	BP	#1	BP	#2	BP	#3
	Time	Pulse		Pulse		Pulse	
			BPM		BPM		BPM
	Comments						

☐	Date	BP	#1	BP	#2	BP	#3
	Time	Pulse		Pulse		Pulse	
			BPM		BPM		BPM
	Comments						

BLOOD PRESSURE LOG _____

	Date		BP	#1	BP	#2	BP	#3
☐	Time _____		Pulse	BPM	Pulse	BPM	Pulse	BPM
	Comments _____							

	Date		BP	#1	BP	#2	BP	#3
☐	Time _____		Pulse	BPM	Pulse	BPM	Pulse	BPM
	Comments _____							

	Date		BP	#1	BP	#2	BP	#3
☐	Time _____		Pulse	BPM	Pulse	BPM	Pulse	BPM
	Comments _____							

	Date		BP	#1	BP	#2	BP	#3
☐	Time _____		Pulse	BPM	Pulse	BPM	Pulse	BPM
	Comments _____							

	Date		BP	#1	BP	#2	BP	#3
☐	Time _____		Pulse	BPM	Pulse	BPM	Pulse	BPM
	Comments _____							

	Date		BP	#1	BP	#2	BP	#3
☐	Time _____		Pulse	BPM	Pulse	BPM	Pulse	BPM
	Comments _____							

	Date		BP	#1	BP	#2	BP	#3
☐	Time _____		Pulse	BPM	Pulse	BPM	Pulse	BPM
	Comments _____							

	Date		BP	#1	BP	#2	BP	#3
☐	Time _____		Pulse	BPM	Pulse	BPM	Pulse	BPM
	Comments _____							

BLOOD PRESSURE LOG _____

	Date _____	BP ___/___ #1	BP ___/___ #2	BP ___/___ #3
☐	Time _____	Pulse _____ BPM	Pulse _____ BPM	Pulse _____ BPM
	Comments _____			

	Date _____	BP ___/___ #1	BP ___/___ #2	BP ___/___ #3
☐	Time _____	Pulse _____ BPM	Pulse _____ BPM	Pulse _____ BPM
	Comments _____			

	Date _____	BP ___/___ #1	BP ___/___ #2	BP ___/___ #3
☐	Time _____	Pulse _____ BPM	Pulse _____ BPM	Pulse _____ BPM
	Comments _____			

	Date _____	BP ___/___ #1	BP ___/___ #2	BP ___/___ #3
☐	Time _____	Pulse _____ BPM	Pulse _____ BPM	Pulse _____ BPM
	Comments _____			

	Date _____	BP ___/___ #1	BP ___/___ #2	BP ___/___ #3
☐	Time _____	Pulse _____ BPM	Pulse _____ BPM	Pulse _____ BPM
	Comments _____			

	Date _____	BP ___/___ #1	BP ___/___ #2	BP ___/___ #3
☐	Time _____	Pulse _____ BPM	Pulse _____ BPM	Pulse _____ BPM
	Comments _____			

	Date _____	BP ___/___ #1	BP ___/___ #2	BP ___/___ #3
☐	Time _____	Pulse _____ BPM	Pulse _____ BPM	Pulse _____ BPM
	Comments _____			

	Date _____	BP ___/___ #1	BP ___/___ #2	BP ___/___ #3
☐	Time _____	Pulse _____ BPM	Pulse _____ BPM	Pulse _____ BPM
	Comments _____			

BLOOD PRESSURE LOG _____

☐	Date _____ Time _____ Comments _____	BP _____/_____ #1 Pulse _____ BPM	BP _____/_____ #2 Pulse _____ BPM	BP _____/_____ #3 Pulse _____ BPM
☐	Date _____ Time _____ Comments _____	BP _____/_____ #1 Pulse _____ BPM	BP _____/_____ #2 Pulse _____ BPM	BP _____/_____ #3 Pulse _____ BPM
☐	Date _____ Time _____ Comments _____	BP _____/_____ #1 Pulse _____ BPM	BP _____/_____ #2 Pulse _____ BPM	BP _____/_____ #3 Pulse _____ BPM
☐	Date _____ Time _____ Comments _____	BP _____/_____ #1 Pulse _____ BPM	BP _____/_____ #2 Pulse _____ BPM	BP _____/_____ #3 Pulse _____ BPM
☐	Date _____ Time _____ Comments _____	BP _____/_____ #1 Pulse _____ BPM	BP _____/_____ #2 Pulse _____ BPM	BP _____/_____ #3 Pulse _____ BPM
☐	Date _____ Time _____ Comments _____	BP _____/_____ #1 Pulse _____ BPM	BP _____/_____ #2 Pulse _____ BPM	BP _____/_____ #3 Pulse _____ BPM
☐	Date _____ Time _____ Comments _____	BP _____/_____ #1 Pulse _____ BPM	BP _____/_____ #2 Pulse _____ BPM	BP _____/_____ #3 Pulse _____ BPM
☐	Date _____ Time _____ Comments _____	BP _____/_____ #1 Pulse _____ BPM	BP _____/_____ #2 Pulse _____ BPM	BP _____/_____ #3 Pulse _____ BPM

BLOOD PRESSURE LOG _____

☐	Date _____	BP ___/___ #1	BP ___/___ #2	BP ___/___ #3
	Time _____	Pulse _____ BPM	Pulse _____ BPM	Pulse _____ BPM
	Comments _____			

☐	Date _____	BP ___/___ #1	BP ___/___ #2	BP ___/___ #3
	Time _____	Pulse _____ BPM	Pulse _____ BPM	Pulse _____ BPM
	Comments _____			

☐	Date _____	BP ___/___ #1	BP ___/___ #2	BP ___/___ #3
	Time _____	Pulse _____ BPM	Pulse _____ BPM	Pulse _____ BPM
	Comments _____			

☐	Date _____	BP ___/___ #1	BP ___/___ #2	BP ___/___ #3
	Time _____	Pulse _____ BPM	Pulse _____ BPM	Pulse _____ BPM
	Comments _____			

☐	Date _____	BP ___/___ #1	BP ___/___ #2	BP ___/___ #3
	Time _____	Pulse _____ BPM	Pulse _____ BPM	Pulse _____ BPM
	Comments _____			

☐	Date _____	BP ___/___ #1	BP ___/___ #2	BP ___/___ #3
	Time _____	Pulse _____ BPM	Pulse _____ BPM	Pulse _____ BPM
	Comments _____			

☐	Date _____	BP ___/___ #1	BP ___/___ #2	BP ___/___ #3
	Time _____	Pulse _____ BPM	Pulse _____ BPM	Pulse _____ BPM
	Comments _____			

☐	Date _____	BP ___/___ #1	BP ___/___ #2	BP ___/___ #3
	Time _____	Pulse _____ BPM	Pulse _____ BPM	Pulse _____ BPM
	Comments _____			

BLOOD PRESSURE LOG _____

☐	Date _____	BP _____/_____ #1	BP _____/_____ #2	BP _____/_____ #3
	Time _____	Pulse _____ BPM	Pulse _____ BPM	Pulse _____ BPM
	Comments _____			

☐	Date _____	BP _____/_____ #1	BP _____/_____ #2	BP _____/_____ #3
	Time _____	Pulse _____ BPM	Pulse _____ BPM	Pulse _____ BPM
	Comments _____			

☐	Date _____	BP _____/_____ #1	BP _____/_____ #2	BP _____/_____ #3
	Time _____	Pulse _____ BPM	Pulse _____ BPM	Pulse _____ BPM
	Comments _____			

☐	Date _____	BP _____/_____ #1	BP _____/_____ #2	BP _____/_____ #3
	Time _____	Pulse _____ BPM	Pulse _____ BPM	Pulse _____ BPM
	Comments _____			

☐	Date _____	BP _____/_____ #1	BP _____/_____ #2	BP _____/_____ #3
	Time _____	Pulse _____ BPM	Pulse _____ BPM	Pulse _____ BPM
	Comments _____			

☐	Date _____	BP _____/_____ #1	BP _____/_____ #2	BP _____/_____ #3
	Time _____	Pulse _____ BPM	Pulse _____ BPM	Pulse _____ BPM
	Comments _____			

☐	Date _____	BP _____/_____ #1	BP _____/_____ #2	BP _____/_____ #3
	Time _____	Pulse _____ BPM	Pulse _____ BPM	Pulse _____ BPM
	Comments _____			

☐	Date _____	BP _____/_____ #1	BP _____/_____ #2	BP _____/_____ #3
	Time _____	Pulse _____ BPM	Pulse _____ BPM	Pulse _____ BPM
	Comments _____			

BLOOD PRESSURE LOG _____

☐	Date _____	BP _____/_____ #1	BP _____/_____ #2	BP _____/_____ #3
	Time _____	Pulse _____ BPM	Pulse _____ BPM	Pulse _____ BPM
	Comments _____			

☐	Date _____	BP _____/_____ #1	BP _____/_____ #2	BP _____/_____ #3
	Time _____	Pulse _____ BPM	Pulse _____ BPM	Pulse _____ BPM
	Comments _____			

☐	Date _____	BP _____/_____ #1	BP _____/_____ #2	BP _____/_____ #3
	Time _____	Pulse _____ BPM	Pulse _____ BPM	Pulse _____ BPM
	Comments _____			

☐	Date _____	BP _____/_____ #1	BP _____/_____ #2	BP _____/_____ #3
	Time _____	Pulse _____ BPM	Pulse _____ BPM	Pulse _____ BPM
	Comments _____			

☐	Date _____	BP _____/_____ #1	BP _____/_____ #2	BP _____/_____ #3
	Time _____	Pulse _____ BPM	Pulse _____ BPM	Pulse _____ BPM
	Comments _____			

☐	Date _____	BP _____/_____ #1	BP _____/_____ #2	BP _____/_____ #3
	Time _____	Pulse _____ BPM	Pulse _____ BPM	Pulse _____ BPM
	Comments _____			

☐	Date _____	BP _____/_____ #1	BP _____/_____ #2	BP _____/_____ #3
	Time _____	Pulse _____ BPM	Pulse _____ BPM	Pulse _____ BPM
	Comments _____			

☐	Date _____	BP _____/_____ #1	BP _____/_____ #2	BP _____/_____ #3
	Time _____	Pulse _____ BPM	Pulse _____ BPM	Pulse _____ BPM
	Comments _____			

BLOOD PRESSURE LOG _____

☐	Date _____	BP #1	/	BP #2	/	BP #3	/
	Time _____	Pulse _____ BPM		Pulse _____ BPM		Pulse _____ BPM	
	Comments _____						

☐	Date _____	BP #1	/	BP #2	/	BP #3	/
	Time _____	Pulse _____ BPM		Pulse _____ BPM		Pulse _____ BPM	
	Comments _____						

☐	Date _____	BP #1	/	BP #2	/	BP #3	/
	Time _____	Pulse _____ BPM		Pulse _____ BPM		Pulse _____ BPM	
	Comments _____						

☐	Date _____	BP #1	/	BP #2	/	BP #3	/
	Time _____	Pulse _____ BPM		Pulse _____ BPM		Pulse _____ BPM	
	Comments _____						

☐	Date _____	BP #1	/	BP #2	/	BP #3	/
	Time _____	Pulse _____ BPM		Pulse _____ BPM		Pulse _____ BPM	
	Comments _____						

☐	Date _____	BP #1	/	BP #2	/	BP #3	/
	Time _____	Pulse _____ BPM		Pulse _____ BPM		Pulse _____ BPM	
	Comments _____						

☐	Date _____	BP #1	/	BP #2	/	BP #3	/
	Time _____	Pulse _____ BPM		Pulse _____ BPM		Pulse _____ BPM	
	Comments _____						

☐	Date _____	BP #1	/	BP #2	/	BP #3	/
	Time _____	Pulse _____ BPM		Pulse _____ BPM		Pulse _____ BPM	
	Comments _____						

BLOOD PRESSURE LOG _____

Date _____	BP ___/___ #1	BP ___/___ #2	BP ___/___ #3
Time _____	Pulse ___ BPM	Pulse ___ BPM	Pulse ___ BPM
Comments _____			

Date _____	BP ___/___ #1	BP ___/___ #2	BP ___/___ #3
Time _____	Pulse ___ BPM	Pulse ___ BPM	Pulse ___ BPM
Comments _____			

Date _____	BP ___/___ #1	BP ___/___ #2	BP ___/___ #3
Time _____	Pulse ___ BPM	Pulse ___ BPM	Pulse ___ BPM
Comments _____			

Date _____	BP ___/___ #1	BP ___/___ #2	BP ___/___ #3
Time _____	Pulse ___ BPM	Pulse ___ BPM	Pulse ___ BPM
Comments _____			

Date _____	BP ___/___ #1	BP ___/___ #2	BP ___/___ #3
Time _____	Pulse ___ BPM	Pulse ___ BPM	Pulse ___ BPM
Comments _____			

Date _____	BP ___/___ #1	BP ___/___ #2	BP ___/___ #3
Time _____	Pulse ___ BPM	Pulse ___ BPM	Pulse ___ BPM
Comments _____			

Date _____	BP ___/___ #1	BP ___/___ #2	BP ___/___ #3
Time _____	Pulse ___ BPM	Pulse ___ BPM	Pulse ___ BPM
Comments _____			

Date _____	BP ___/___ #1	BP ___/___ #2	BP ___/___ #3
Time _____	Pulse ___ BPM	Pulse ___ BPM	Pulse ___ BPM
Comments _____			

BLOOD PRESSURE LOG _____

Date	BP #1	BP #2	BP #3
Time	Pulse BPM	Pulse BPM	Pulse BPM
Comments			

Date	BP #1	BP #2	BP #3
Time	Pulse BPM	Pulse BPM	Pulse BPM
Comments			

Date	BP #1	BP #2	BP #3
Time	Pulse BPM	Pulse BPM	Pulse BPM
Comments			

Date	BP #1	BP #2	BP #3
Time	Pulse BPM	Pulse BPM	Pulse BPM
Comments			

Date	BP #1	BP #2	BP #3
Time	Pulse BPM	Pulse BPM	Pulse BPM
Comments			

Date	BP #1	BP #2	BP #3
Time	Pulse BPM	Pulse BPM	Pulse BPM
Comments			

Date	BP #1	BP #2	BP #3
Time	Pulse BPM	Pulse BPM	Pulse BPM
Comments			

Date	BP #1	BP #2	BP #3
Time	Pulse BPM	Pulse BPM	Pulse BPM
Comments			

BLOOD PRESSURE LOG _____

☐	Date _____ Time _____ Comments _____	BP ___/___ #1 Pulse ___ BPM	BP ___/___ #2 Pulse ___ BPM	BP ___/___ #3 Pulse ___ BPM
☐	Date _____ Time _____ Comments _____	BP ___/___ #1 Pulse ___ BPM	BP ___/___ #2 Pulse ___ BPM	BP ___/___ #3 Pulse ___ BPM
☐	Date _____ Time _____ Comments _____	BP ___/___ #1 Pulse ___ BPM	BP ___/___ #2 Pulse ___ BPM	BP ___/___ #3 Pulse ___ BPM
☐	Date _____ Time _____ Comments _____	BP ___/___ #1 Pulse ___ BPM	BP ___/___ #2 Pulse ___ BPM	BP ___/___ #3 Pulse ___ BPM
☐	Date _____ Time _____ Comments _____	BP ___/___ #1 Pulse ___ BPM	BP ___/___ #2 Pulse ___ BPM	BP ___/___ #3 Pulse ___ BPM
☐	Date _____ Time _____ Comments _____	BP ___/___ #1 Pulse ___ BPM	BP ___/___ #2 Pulse ___ BPM	BP ___/___ #3 Pulse ___ BPM
☐	Date _____ Time _____ Comments _____	BP ___/___ #1 Pulse ___ BPM	BP ___/___ #2 Pulse ___ BPM	BP ___/___ #3 Pulse ___ BPM
☐	Date _____ Time _____ Comments _____	BP ___/___ #1 Pulse ___ BPM	BP ___/___ #2 Pulse ___ BPM	BP ___/___ #3 Pulse ___ BPM

BLOOD PRESSURE LOG _____

	Date		BP	#1	BP	#2	BP	#3
☐	Time		Pulse		Pulse		Pulse	
	Comments			BPM		BPM		BPM

	Date		BP	#1	BP	#2	BP	#3
☐	Time		Pulse		Pulse		Pulse	
	Comments			BPM		BPM		BPM

	Date		BP	#1	BP	#2	BP	#3
☐	Time		Pulse		Pulse		Pulse	
	Comments			BPM		BPM		BPM

	Date		BP	#1	BP	#2	BP	#3
☐	Time		Pulse		Pulse		Pulse	
	Comments			BPM		BPM		BPM

	Date		BP	#1	BP	#2	BP	#3
☐	Time		Pulse		Pulse		Pulse	
	Comments			BPM		BPM		BPM

	Date		BP	#1	BP	#2	BP	#3
☐	Time		Pulse		Pulse		Pulse	
	Comments			BPM		BPM		BPM

	Date		BP	#1	BP	#2	BP	#3
☐	Time		Pulse		Pulse		Pulse	
	Comments			BPM		BPM		BPM

	Date		BP	#1	BP	#2	BP	#3
☐	Time		Pulse		Pulse		Pulse	
	Comments			BPM		BPM		BPM

BLOOD PRESSURE LOG _____

	Date	BP	#1	BP	#2	BP	#3
☐	Time	Pulse		Pulse		Pulse	
	Comments		BPM		BPM		BPM

	Date	BP	#1	BP	#2	BP	#3
☐	Time	Pulse		Pulse		Pulse	
	Comments		BPM		BPM		BPM

	Date	BP	#1	BP	#2	BP	#3
☐	Time	Pulse		Pulse		Pulse	
	Comments		BPM		BPM		BPM

	Date	BP	#1	BP	#2	BP	#3
☐	Time	Pulse		Pulse		Pulse	
	Comments		BPM		BPM		BPM

	Date	BP	#1	BP	#2	BP	#3
☐	Time	Pulse		Pulse		Pulse	
	Comments		BPM		BPM		BPM

	Date	BP	#1	BP	#2	BP	#3
☐	Time	Pulse		Pulse		Pulse	
	Comments		BPM		BPM		BPM

	Date	BP	#1	BP	#2	BP	#3
☐	Time	Pulse		Pulse		Pulse	
	Comments		BPM		BPM		BPM

	Date	BP	#1	BP	#2	BP	#3
☐	Time	Pulse		Pulse		Pulse	
	Comments		BPM		BPM		BPM

BLOOD PRESSURE LOG _____

☐	Date _____ Time _____ Comments _____	BP _____/_____ #1 Pulse _____ BPM	BP _____/_____ #2 Pulse _____ BPM	BP _____/_____ #3 Pulse _____ BPM
☐	Date _____ Time _____ Comments _____	BP _____/_____ #1 Pulse _____ BPM	BP _____/_____ #2 Pulse _____ BPM	BP _____/_____ #3 Pulse _____ BPM
☐	Date _____ Time _____ Comments _____	BP _____/_____ #1 Pulse _____ BPM	BP _____/_____ #2 Pulse _____ BPM	BP _____/_____ #3 Pulse _____ BPM
☐	Date _____ Time _____ Comments _____	BP _____/_____ #1 Pulse _____ BPM	BP _____/_____ #2 Pulse _____ BPM	BP _____/_____ #3 Pulse _____ BPM
☐	Date _____ Time _____ Comments _____	BP _____/_____ #1 Pulse _____ BPM	BP _____/_____ #2 Pulse _____ BPM	BP _____/_____ #3 Pulse _____ BPM
☐	Date _____ Time _____ Comments _____	BP _____/_____ #1 Pulse _____ BPM	BP _____/_____ #2 Pulse _____ BPM	BP _____/_____ #3 Pulse _____ BPM
☐	Date _____ Time _____ Comments _____	BP _____/_____ #1 Pulse _____ BPM	BP _____/_____ #2 Pulse _____ BPM	BP _____/_____ #3 Pulse _____ BPM
☐	Date _____ Time _____ Comments _____	BP _____/_____ #1 Pulse _____ BPM	BP _____/_____ #2 Pulse _____ BPM	BP _____/_____ #3 Pulse _____ BPM

BLOOD PRESSURE LOG _____

☐	Date _____ Time _____ Comments _____	BP _____/_____ #1 Pulse _____ BPM	BP _____/_____ #2 Pulse _____ BPM	BP _____/_____ #3 Pulse _____ BPM
☐	Date _____ Time _____ Comments _____	BP _____/_____ #1 Pulse _____ BPM	BP _____/_____ #2 Pulse _____ BPM	BP _____/_____ #3 Pulse _____ BPM
☐	Date _____ Time _____ Comments _____	BP _____/_____ #1 Pulse _____ BPM	BP _____/_____ #2 Pulse _____ BPM	BP _____/_____ #3 Pulse _____ BPM
☐	Date _____ Time _____ Comments _____	BP _____/_____ #1 Pulse _____ BPM	BP _____/_____ #2 Pulse _____ BPM	BP _____/_____ #3 Pulse _____ BPM
☐	Date _____ Time _____ Comments _____	BP _____/_____ #1 Pulse _____ BPM	BP _____/_____ #2 Pulse _____ BPM	BP _____/_____ #3 Pulse _____ BPM
☐	Date _____ Time _____ Comments _____	BP _____/_____ #1 Pulse _____ BPM	BP _____/_____ #2 Pulse _____ BPM	BP _____/_____ #3 Pulse _____ BPM
☐	Date _____ Time _____ Comments _____	BP _____/_____ #1 Pulse _____ BPM	BP _____/_____ #2 Pulse _____ BPM	BP _____/_____ #3 Pulse _____ BPM
☐	Date _____ Time _____ Comments _____	BP _____/_____ #1 Pulse _____ BPM	BP _____/_____ #2 Pulse _____ BPM	BP _____/_____ #3 Pulse _____ BPM

BLOOD PRESSURE LOG _____

☐	Date _____	BP ___/___ #1	BP ___/___ #2	BP ___/___ #3
	Time _____	Pulse _____ BPM	Pulse _____ BPM	Pulse _____ BPM
	Comments _____			

☐	Date _____	BP ___/___ #1	BP ___/___ #2	BP ___/___ #3
	Time _____	Pulse _____ BPM	Pulse _____ BPM	Pulse _____ BPM
	Comments _____			

☐	Date _____	BP ___/___ #1	BP ___/___ #2	BP ___/___ #3
	Time _____	Pulse _____ BPM	Pulse _____ BPM	Pulse _____ BPM
	Comments _____			

☐	Date _____	BP ___/___ #1	BP ___/___ #2	BP ___/___ #3
	Time _____	Pulse _____ BPM	Pulse _____ BPM	Pulse _____ BPM
	Comments _____			

☐	Date _____	BP ___/___ #1	BP ___/___ #2	BP ___/___ #3
	Time _____	Pulse _____ BPM	Pulse _____ BPM	Pulse _____ BPM
	Comments _____			

☐	Date _____	BP ___/___ #1	BP ___/___ #2	BP ___/___ #3
	Time _____	Pulse _____ BPM	Pulse _____ BPM	Pulse _____ BPM
	Comments _____			

☐	Date _____	BP ___/___ #1	BP ___/___ #2	BP ___/___ #3
	Time _____	Pulse _____ BPM	Pulse _____ BPM	Pulse _____ BPM
	Comments _____			

☐	Date _____	BP ___/___ #1	BP ___/___ #2	BP ___/___ #3
	Time _____	Pulse _____ BPM	Pulse _____ BPM	Pulse _____ BPM
	Comments _____			

BLOOD PRESSURE LOG _____

☐ Date _____
    Time _____
  Comments _____

BP #1 /	BP #2 /	BP #3 /
Pulse _____ BPM	Pulse _____ BPM	Pulse _____ BPM

☐ Date _____
    Time _____
  Comments _____

BP #1 /	BP #2 /	BP #3 /
Pulse _____ BPM	Pulse _____ BPM	Pulse _____ BPM

☐ Date _____
    Time _____
  Comments _____

BP #1 /	BP #2 /	BP #3 /
Pulse _____ BPM	Pulse _____ BPM	Pulse _____ BPM

☐ Date _____
    Time _____
  Comments _____

BP #1 /	BP #2 /	BP #3 /
Pulse _____ BPM	Pulse _____ BPM	Pulse _____ BPM

☐ Date _____
    Time _____
  Comments _____

BP #1 /	BP #2 /	BP #3 /
Pulse _____ BPM	Pulse _____ BPM	Pulse _____ BPM

☐ Date _____
    Time _____
  Comments _____

BP #1 /	BP #2 /	BP #3 /
Pulse _____ BPM	Pulse _____ BPM	Pulse _____ BPM

☐ Date _____
    Time _____
  Comments _____

BP #1 /	BP #2 /	BP #3 /
Pulse _____ BPM	Pulse _____ BPM	Pulse _____ BPM

☐ Date _____
    Time _____
  Comments _____

BP #1 /	BP #2 /	BP #3 /
Pulse _____ BPM	Pulse _____ BPM	Pulse _____ BPM

BLOOD PRESSURE LOG _____

Date	BP	#1	BP	#2	BP	#3
Time	Pulse		Pulse		Pulse	
Comments		BPM		BPM		BPM

Date	BP	#1	BP	#2	BP	#3
Time	Pulse		Pulse		Pulse	
Comments		BPM		BPM		BPM

Date	BP	#1	BP	#2	BP	#3
Time	Pulse		Pulse		Pulse	
Comments		BPM		BPM		BPM

Date	BP	#1	BP	#2	BP	#3
Time	Pulse		Pulse		Pulse	
Comments		BPM		BPM		BPM

Date	BP	#1	BP	#2	BP	#3
Time	Pulse		Pulse		Pulse	
Comments		BPM		BPM		BPM

Date	BP	#1	BP	#2	BP	#3
Time	Pulse		Pulse		Pulse	
Comments		BPM		BPM		BPM

Date	BP	#1	BP	#2	BP	#3
Time	Pulse		Pulse		Pulse	
Comments		BPM		BPM		BPM

Date	BP	#1	BP	#2	BP	#3
Time	Pulse		Pulse		Pulse	
Comments		BPM		BPM		BPM

BLOOD PRESSURE LOG _____

	Date	BP #1	BP #2	BP #3
☐	Time	Pulse BPM	Pulse BPM	Pulse BPM
	Comments			

	Date	BP #1	BP #2	BP #3
☐	Time	Pulse BPM	Pulse BPM	Pulse BPM
	Comments			

	Date	BP #1	BP #2	BP #3
☐	Time	Pulse BPM	Pulse BPM	Pulse BPM
	Comments			

	Date	BP #1	BP #2	BP #3
☐	Time	Pulse BPM	Pulse BPM	Pulse BPM
	Comments			

	Date	BP #1	BP #2	BP #3
☐	Time	Pulse BPM	Pulse BPM	Pulse BPM
	Comments			

	Date	BP #1	BP #2	BP #3
☐	Time	Pulse BPM	Pulse BPM	Pulse BPM
	Comments			

	Date	BP #1	BP #2	BP #3
☐	Time	Pulse BPM	Pulse BPM	Pulse BPM
	Comments			

	Date	BP #1	BP #2	BP #3
☐	Time	Pulse BPM	Pulse BPM	Pulse BPM
	Comments			

BLOOD PRESSURE LOG _____

	Date	BP	#1	BP	#2	BP	#3
☐	Time	Pulse	BPM	Pulse	BPM	Pulse	BPM
	Comments						

	Date	BP	#1	BP	#2	BP	#3
☐	Time	Pulse	BPM	Pulse	BPM	Pulse	BPM
	Comments						

	Date	BP	#1	BP	#2	BP	#3
☐	Time	Pulse	BPM	Pulse	BPM	Pulse	BPM
	Comments						

	Date	BP	#1	BP	#2	BP	#3
☐	Time	Pulse	BPM	Pulse	BPM	Pulse	BPM
	Comments						

	Date	BP	#1	BP	#2	BP	#3
☐	Time	Pulse	BPM	Pulse	BPM	Pulse	BPM
	Comments						

	Date	BP	#1	BP	#2	BP	#3
☐	Time	Pulse	BPM	Pulse	BPM	Pulse	BPM
	Comments						

	Date	BP	#1	BP	#2	BP	#3
☐	Time	Pulse	BPM	Pulse	BPM	Pulse	BPM
	Comments						

	Date	BP	#1	BP	#2	BP	#3
☐	Time	Pulse	BPM	Pulse	BPM	Pulse	BPM
	Comments						

BLOOD PRESSURE LOG _____

	Date	BP	#1	BP	#2	BP	#3
☐	Time	Pulse	BPM	Pulse	BPM	Pulse	BPM
	Comments						

	Date	BP	#1	BP	#2	BP	#3
☐	Time	Pulse	BPM	Pulse	BPM	Pulse	BPM
	Comments						

	Date	BP	#1	BP	#2	BP	#3
☐	Time	Pulse	BPM	Pulse	BPM	Pulse	BPM
	Comments						

	Date	BP	#1	BP	#2	BP	#3
☐	Time	Pulse	BPM	Pulse	BPM	Pulse	BPM
	Comments						

	Date	BP	#1	BP	#2	BP	#3
☐	Time	Pulse	BPM	Pulse	BPM	Pulse	BPM
	Comments						

	Date	BP	#1	BP	#2	BP	#3
☐	Time	Pulse	BPM	Pulse	BPM	Pulse	BPM
	Comments						

	Date	BP	#1	BP	#2	BP	#3
☐	Time	Pulse	BPM	Pulse	BPM	Pulse	BPM
	Comments						

	Date	BP	#1	BP	#2	BP	#3
☐	Time	Pulse	BPM	Pulse	BPM	Pulse	BPM
	Comments						

BLOOD PRESSURE LOG   _____

	Date		BP	#1	BP	#2	BP	#3
☐	Time		Pulse		Pulse		Pulse	
	Comments			BPM		BPM		BPM

	Date		BP	#1	BP	#2	BP	#3
☐	Time		Pulse		Pulse		Pulse	
	Comments			BPM		BPM		BPM

	Date		BP	#1	BP	#2	BP	#3
☐	Time		Pulse		Pulse		Pulse	
	Comments			BPM		BPM		BPM

	Date		BP	#1	BP	#2	BP	#3
☐	Time		Pulse		Pulse		Pulse	
	Comments			BPM		BPM		BPM

	Date		BP	#1	BP	#2	BP	#3
☐	Time		Pulse		Pulse		Pulse	
	Comments			BPM		BPM		BPM

	Date		BP	#1	BP	#2	BP	#3
☐	Time		Pulse		Pulse		Pulse	
	Comments			BPM		BPM		BPM

	Date		BP	#1	BP	#2	BP	#3
☐	Time		Pulse		Pulse		Pulse	
	Comments			BPM		BPM		BPM

	Date		BP	#1	BP	#2	BP	#3
☐	Time		Pulse		Pulse		Pulse	
	Comments			BPM		BPM		BPM

BLOOD PRESSURE LOG _____

☐	Date _____	BP ___/___ **#1**	BP ___/___ **#2**	BP ___/___ **#3**
	Time _____	Pulse _____ BPM	Pulse _____ BPM	Pulse _____ BPM
	Comments _____			

☐	Date _____	BP ___/___ **#1**	BP ___/___ **#2**	BP ___/___ **#3**
	Time _____	Pulse _____ BPM	Pulse _____ BPM	Pulse _____ BPM
	Comments _____			

☐	Date _____	BP ___/___ **#1**	BP ___/___ **#2**	BP ___/___ **#3**
	Time _____	Pulse _____ BPM	Pulse _____ BPM	Pulse _____ BPM
	Comments _____			

☐	Date _____	BP ___/___ **#1**	BP ___/___ **#2**	BP ___/___ **#3**
	Time _____	Pulse _____ BPM	Pulse _____ BPM	Pulse _____ BPM
	Comments _____			

☐	Date _____	BP ___/___ **#1**	BP ___/___ **#2**	BP ___/___ **#3**
	Time _____	Pulse _____ BPM	Pulse _____ BPM	Pulse _____ BPM
	Comments _____			

☐	Date _____	BP ___/___ **#1**	BP ___/___ **#2**	BP ___/___ **#3**
	Time _____	Pulse _____ BPM	Pulse _____ BPM	Pulse _____ BPM
	Comments _____			

☐	Date _____	BP ___/___ **#1**	BP ___/___ **#2**	BP ___/___ **#3**
	Time _____	Pulse _____ BPM	Pulse _____ BPM	Pulse _____ BPM
	Comments _____			

☐	Date _____	BP ___/___ **#1**	BP ___/___ **#2**	BP ___/___ **#3**
	Time _____	Pulse _____ BPM	Pulse _____ BPM	Pulse _____ BPM
	Comments _____			

BLOOD PRESSURE LOG _____

	Date	BP	#1	BP	#2	BP	#3
☐	Time	/		/		/	
	Comments	Pulse _____ BPM		Pulse _____ BPM		Pulse _____ BPM	

	Date	BP	#1	BP	#2	BP	#3
☐	Time	/		/		/	
	Comments	Pulse _____ BPM		Pulse _____ BPM		Pulse _____ BPM	

	Date	BP	#1	BP	#2	BP	#3
☐	Time	/		/		/	
	Comments	Pulse _____ BPM		Pulse _____ BPM		Pulse _____ BPM	

	Date	BP	#1	BP	#2	BP	#3
☐	Time	/		/		/	
	Comments	Pulse _____ BPM		Pulse _____ BPM		Pulse _____ BPM	

	Date	BP	#1	BP	#2	BP	#3
☐	Time	/		/		/	
	Comments	Pulse _____ BPM		Pulse _____ BPM		Pulse _____ BPM	

	Date	BP	#1	BP	#2	BP	#3
☐	Time	/		/		/	
	Comments	Pulse _____ BPM		Pulse _____ BPM		Pulse _____ BPM	

	Date	BP	#1	BP	#2	BP	#3
☐	Time	/		/		/	
	Comments	Pulse _____ BPM		Pulse _____ BPM		Pulse _____ BPM	

	Date	BP	#1	BP	#2	BP	#3
☐	Time	/		/		/	
	Comments	Pulse _____ BPM		Pulse _____ BPM		Pulse _____ BPM	

BLOOD PRESSURE LOG _____

Date	BP #1	BP #2	BP #3
Time	/	/	/
Comments	Pulse _____ BPM	Pulse _____ BPM	Pulse _____ BPM

Date	BP #1	BP #2	BP #3
Time	/	/	/
Comments	Pulse _____ BPM	Pulse _____ BPM	Pulse _____ BPM

Date	BP #1	BP #2	BP #3
Time	/	/	/
Comments	Pulse _____ BPM	Pulse _____ BPM	Pulse _____ BPM

Date	BP #1	BP #2	BP #3
Time	/	/	/
Comments	Pulse _____ BPM	Pulse _____ BPM	Pulse _____ BPM

Date	BP #1	BP #2	BP #3
Time	/	/	/
Comments	Pulse _____ BPM	Pulse _____ BPM	Pulse _____ BPM

Date	BP #1	BP #2	BP #3
Time	/	/	/
Comments	Pulse _____ BPM	Pulse _____ BPM	Pulse _____ BPM

Date	BP #1	BP #2	BP #3
Time	/	/	/
Comments	Pulse _____ BPM	Pulse _____ BPM	Pulse _____ BPM

Date	BP #1	BP #2	BP #3
Time	/	/	/
Comments	Pulse _____ BPM	Pulse _____ BPM	Pulse _____ BPM

BLOOD PRESSURE LOG _____

	Date _____	BP _____/_____ #1	BP _____/_____ #2	BP _____/_____ #3
☐	Time _____	Pulse _____ BPM	Pulse _____ BPM	Pulse _____ BPM
	Comments _____			

	Date _____	BP _____/_____ #1	BP _____/_____ #2	BP _____/_____ #3
☐	Time _____	Pulse _____ BPM	Pulse _____ BPM	Pulse _____ BPM
	Comments _____			

	Date _____	BP _____/_____ #1	BP _____/_____ #2	BP _____/_____ #3
☐	Time _____	Pulse _____ BPM	Pulse _____ BPM	Pulse _____ BPM
	Comments _____			

	Date _____	BP _____/_____ #1	BP _____/_____ #2	BP _____/_____ #3
☐	Time _____	Pulse _____ BPM	Pulse _____ BPM	Pulse _____ BPM
	Comments _____			

	Date _____	BP _____/_____ #1	BP _____/_____ #2	BP _____/_____ #3
☐	Time _____	Pulse _____ BPM	Pulse _____ BPM	Pulse _____ BPM
	Comments _____			

	Date _____	BP _____/_____ #1	BP _____/_____ #2	BP _____/_____ #3
☐	Time _____	Pulse _____ BPM	Pulse _____ BPM	Pulse _____ BPM
	Comments _____			

	Date _____	BP _____/_____ #1	BP _____/_____ #2	BP _____/_____ #3
☐	Time _____	Pulse _____ BPM	Pulse _____ BPM	Pulse _____ BPM
	Comments _____			

	Date _____	BP _____/_____ #1	BP _____/_____ #2	BP _____/_____ #3
☐	Time _____	Pulse _____ BPM	Pulse _____ BPM	Pulse _____ BPM
	Comments _____			

BLOOD PRESSURE LOG _____

	Date _____	BP ____/____ #1	BP ____/____ #2	BP ____/____ #3
	Time _____	Pulse ____ BPM	Pulse ____ BPM	Pulse ____ BPM
	Comments _____			

	Date _____	BP ____/____ #1	BP ____/____ #2	BP ____/____ #3
	Time _____	Pulse ____ BPM	Pulse ____ BPM	Pulse ____ BPM
	Comments _____			

	Date _____	BP ____/____ #1	BP ____/____ #2	BP ____/____ #3
	Time _____	Pulse ____ BPM	Pulse ____ BPM	Pulse ____ BPM
	Comments _____			

	Date _____	BP ____/____ #1	BP ____/____ #2	BP ____/____ #3
	Time _____	Pulse ____ BPM	Pulse ____ BPM	Pulse ____ BPM
	Comments _____			

	Date _____	BP ____/____ #1	BP ____/____ #2	BP ____/____ #3
	Time _____	Pulse ____ BPM	Pulse ____ BPM	Pulse ____ BPM
	Comments _____			

	Date _____	BP ____/____ #1	BP ____/____ #2	BP ____/____ #3
	Time _____	Pulse ____ BPM	Pulse ____ BPM	Pulse ____ BPM
	Comments _____			

	Date _____	BP ____/____ #1	BP ____/____ #2	BP ____/____ #3
	Time _____	Pulse ____ BPM	Pulse ____ BPM	Pulse ____ BPM
	Comments _____			

	Date _____	BP ____/____ #1	BP ____/____ #2	BP ____/____ #3
	Time _____	Pulse ____ BPM	Pulse ____ BPM	Pulse ____ BPM
	Comments _____			